DE LA

FRÉQUENCE DU POULS

ET DE SA VALEUR PRONOSTIQUE

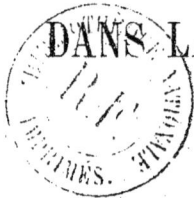

DANS LA FIÈVRE TYPHOÏDE

PAR

Georges-D. COTSAFTIS

DOCTEUR EN MÉDECINE

———

MONTPELLIER

TYPOGRAPHIE ET LITHOGRAPHIE CHARLES BOEHM

Éditeur du Nouveau Montpellier Médical

——

1895

DE LA

FRÉQUENCE DU POULS

ET DE SA VALEUR PRONOSTIQUE

DANS LA FIÈVRE TYPHOÏDE

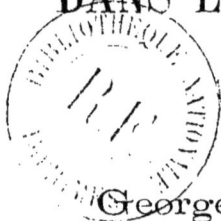

PAR

Georges-D. COTSAFTIS

DOCTEUR EN MÉDECINE

MONTPELLIER

TYPOGRAPHIE ET LITHOGRAPHIE CHARLES BOEHM

Éditeur du Nouveau Montpellier Médical

—

1895

A LA MÉMOIRE DE MA MÈRE

A MON PÈRE

εὐγνωμοσύνης τόδε τεκμήριον.

A MON CHER FRÈRE

A MES CHÈRES SŒURS

’Ενθύμιον ’αδελφικῆς στοργῆς.

GEORGES D. COTSAFTIS.

A Monsieur et Madame PECHINEY

Témoignage de sincère reconnaissance.

ΤΗ. ΜΕΛΛΟΥΣΗ. ΜΟΙ ΜΝΗΣΤΗ.

GEORGES D. COTSAFTIS.

A MES PARENTS

'Αγάπης τόδε τεκμήριον.

A MES MAITRES

A MES AMIS

GEORGES D. COTSAFTIS.

PRÉFACE

En entreprenant ce travail, nous n'avons pas la prétention d'aborder un sujet nouveau, car nous savons que le pouls dans la fièvre typhoïde a été déjà étudié par nombre d'auteurs.

Nous nous sommes borné à poursuivre un caractère particulier du pouls, sa fréquence comme valeur pronostique, surtout à la première période de la dothiénentérie, ce point nous paraissant avoir une importance capitale dans la pratique.

Depuis que le thermomètre est couramment employé en clinique, on est porté à négliger un peu le pouls, dont la perception est délicate et demande une éducation spéciale. Une réaction tend à s'opérer à ce sujet, et nous avons cru le moment favorable pour attirer l'attention sur l'importance primordiale du pouls.

Combien sont nombreux, en effet, les renseignements qu'il donne au médecin expérimenté qui l'interroge !

Les cas de fièvre typhoïde grave avec un nombre exagéré de pulsations sont nombreux dans les hôpitaux ; mais ils n'impressionnent notre esprit que superficiellement, et si nous avons médité sur ces formes à dénouement fatal rapide, c'est que les circonstances nous ont mis aux prises avec elles, au moment où nous cherchions un sujet de thèse inaugurale.

Au mois d'août, nous eûmes à remplacer pendant quelques semaines un docteur des environs. Parmi nos malades, se trou-

— 8 —

vait une fièvre typhoïde dont nous suivîmes avec grand soin l'évolution. L'observation que nous publions a inspiré ce modeste travail.

Il nous fallait évidemment étudier le pouls à l'état normal, les causes physiologiques qui le font varier, la pathogénie de ces modifications, et très sommairement son caractère dans la fièvre typhoïde normale.

Telle est la division fondamentale que nous avons adoptée.

Pour compléter et appuyer nos considérations sur des données cliniques, nous avons choisi et résumé quelques observations appartenant à divers auteurs. Enfin, nous essayons de poser des conclusions pouvant éclairer, en l'expliquant, le pronostic si grave qui s'impose dans certaines formes de la fièvre typhoïde.

Nous sommes heureux de remercier tous nos Maîtres de la Faculté et en particulier notre Président, M. le professeur Carrieu, dont la haute bienveillance nous accompagne depuis le début de nos études ; qu'il veuille agréer l'expression de notre reconnaissance et de notre entier dévouement.

Que M. le professeur agrégé Lapeyre reçoive l'assurance de notre gratitude pour la sympathie qu'il n'a cessé de nous témoigner.

Nous remercions aussi notre excellent ami le Dr Louis Fuster, pour le concours qu'il nous a prêté dans la préparation de ce travail.

DE LA

FRÉQUENCE DU POULS

ET DE SA VALEUR PRONOSTIQUE

DANS LA FIÈVRE TYPHOÏDE

'Ιατροῦ δῆστί γενναίου και τῆς τοῦ Ιπποκράτους
τέχνης ἀξίου προγνῶναι τὴν μέλλουσαν ἀκμήν.
(Galien, tom. III, pag. 390).

*C'est d'un médecin habile et digne de l'art
d'Hippocrate de pronostiquer la marche de
la maladie.*

CHAPITRE PREMIER

Historique.

Il faut remonter l'histoire de la médecine jusqu'à son berceau et arriver à Hippocrate pour voir l'importance réelle que les observateurs de cette époque attachaient au pouls.

Déjà les artères superficielles, radiale, temporale de préférence à toutes les autres, étaient interrogées dans les maladies, et on notait leur dureté. leur mollesse, la rapidité de leurs battements.

Les médecins de l'école d'Alexandrie et Hérophile en parti-

2 *

culier, s'occupèrent de l'étude du pouls ; mais c'est Galien qui écrivit le premier traité didactique à ce sujet. Il indiquait l'isochromisme entre les battements du cœur et ceux des artères, les variations produites par les exercices violents et par le repos, enfin il signalait le dicrotisme.

Après Galien, Philarète chercha à préciser la question du pouls. mais en voulant l'éclairer il l'obscurcit encore, ainsi que le fait remarquer Gilles de Corbeil au xiiᵉ siècle, qui juge son travail par cette seule phrase : « En voulant fuir le Charybde de la confusion, Philarète est tombé dans un Scylla de brièveté ».

L'école de Salerne, dans la partie de ses compilations consacrée à la séméiotique fait remarquer que chaque mouvement du pouls « qu'il soit plein, dur, lent. etc., etc., correspond à une manière d'être de quatre humeurs et peut nous fournir sur elle une connaissance certaine ».

Au xiiᵉ siècle, Gilles de Corbeil, qui jugeait si sévèrement Philarète, décrivit la manière d'explorer les différentes artères et fit jouer un rôle important à l'amplitude et à la fréquence des pulsations. « Les pulsations trop répétées, écrit-il, correspondent à une chaleur exagérée ; il faut qu'un air frais et vivifiant vienne en aide à celui que le cœur renferme et lance avec le sang dans l'arbre artériel ».

Cet auteur établit aussi les deux variétés du dicrotisme : le pouls capricant et le pouls martelé.

Après la découverte de la circulation, le pouls prit une importance capitale, et le célèbre Bordeu lui consacre un travail très complet. A cette époque, les crises dominaient toute la pathologie, et c'était par l'examen du pouls qu'un praticien habile devait les prévoir. Asclepiadès n'avait-il pas déjà affirmé qu'il pouvait, par le palper seul de la radiale, annoncer si une fièvre serait tierce ou quarte.

Les médecins du xviiiᵉ siècle tombaient un peu dans la même exagération. Citons, en passant, l'anecdote suivante à propos de la sagacité merveilleuse de Bordeu. Encore jeune médecin, il saignait les gens du duc de Chevreuse. En l'absence du médecin ordinaire, on le fait mander un beau matin pour pratiquer une saignée ordonnée la veille à Mlle de Chevreuse ; il refuse de faire la saignée donnant ce motif : « La saignée ferait double emploi ; mademoiselle va avoir une hémorrhagie — « Comment le savez-vous ? » demande le duc de Richelieu, tout en se laissant tâter le pouls lui-même ; — « Comme je pressens, lui fut-il répondu, pour vous, Monseigneur, la colique ». Le soir du même jour, le duc de Richelieu vint payer la consultation, et, la tête découverte, il dit à Bordeu : « Vous n'aviez pas deviné moins juste pour moi que pour Mlle de Chevreuse ».

Michel, docteur en médecine de la Faculté de Montpellier, a fait un travail très important intitulé : *Nouvelles observations sur le pouls par rapport aux crises*, 1757. Sénac écrit aussi : « le pouls a été et sera toujours la règle des grands médecins ; il » faut reprocher aux modernes le dédain présomptueux qui a » répandu le mépris sur ce qui pouvait nous instruire ». Notons en passant les travaux de Van Sweeten, Baron de Haller, Lecamus, etc., ayant trait à la valeur du pouls dans le diagnostic des maladies.

Arrêtons-nous un instant sur le bel ouvrage de Fouquet : *Essai sur le pouls*. Avec de nombreuses observations à l'appui, l'auteur cherche à démontrer le rôle prépondérant que joue le pouls comme élément diagnostique et pronostique. En terminant son discours préliminaire, il s'exprime ainsi : « Cette étude, loin d'être vaine, est au contraire un des grands objets de pratique, auquel nous devons l'application la plus assidue et sur lequel les maîtres ne sauraient trop insister dans leurs instructions ».

Les grands peuples d'Asie connaissaient depuis les temps les plus reculés la science du pouls, dans laquelle leurs médecins montraient une sagacité merveilleuse. Les Chinois prétendaient connaître, par les seuls battements du pouls, la source et le siège

d'une maladie. Il en était de même chez les Persans, qui fai-
saient le plus souvent le diagnostic, le pronostic et instituaient
le traitement de la maladie, en tâtant seulement le pouls et en
examinant les urines des malades.

Nous arrivons au moment où la physiologie devient expéri-
mentale avec Legallois et Magendie.

Déjà, en 1748, Stephen Hales avait essayé d'enregistrer les
pulsations de la carotide d'un cheval au moyen d'un tube intro-
duit dans l'artère.

Poiseuille fit communiquer un tube semblable avec un mano-
mètre et nomma l'appareil « *hémo-dynamomètre* ».

En 1837, Herisson répéta les expériences de Stephen Halles,
en imaginant le *sphygmomètre*, dont se servit Chelius pour
découvrir le dicrotisme du pouls à l'état normal. En 1847,
Ludwig apporta un grand perfectionnement à cet instrument, que
Wolkmann nomma *kymographion*.

Enfin, Vierordt inventa en 1855 le *shpygmographe* que Marey
a remarquablement amélioré.

Malgré les appareils ingénieux dont les avantages sont incon-
testables, le toucher digital du pouls conserve toute sa valeur
pratique et c'est sur lui seul que le praticien peut compter. Il a
été remis en honneur en ces derniers temps par W. Ewart dans
un ouvrage très important intitulé : *The Pulse Sensations*, où l'auteur expose un enseignement complet sur la façon de tâter le pouls.
Il décrit les sensations que peut avoir le doigt suivant la pression
qu'il exerce sur l'artère tâtée et les indications que le praticien
peut en tirer.

CHAPITRE II

Physiologie.

———

Les caractères du pouls sont très nombreux ; c'est ainsi qu'on peut le trouver grand ou petit.

Fort	ou	faible ;
Dur	»	mou ;
Plein	»	vide ;
Rapide	»	lent.

large, serré, ample, filiforme, etc, etc.

Nous nous arrèterons un instant sur la forme dicrote particulièrement intéressante.

Le dicrotisme fut signalé d'abord par Galien, qui l'expliqua par les vibrations produites dans les parois des artères par l'afflux du sang. Albers, en 1844, supposa qu'il se produisait deux contractions du cœur se suivant à une très courte distance. Les explications se multiplièrent avec Parry, Volkmann, et en 1850, Chelius découvrit que le pouls normal était dicrote.

Nous ne pouvons suivre les divers auteurs dans leurs expériences en vue d'expliquer le dicrotisme. A côté de Marey, qui le considère comme produit par la percussion de l'ondée sanguine sur les valvules aoriques, nous trouvons Vivenot, qui voit dans le dicrotisme l'expression des mouvements ondulatoires produits par l'interférence des ondées sanguines qui se succèdent et qui sont transmises à la paroi élastique des artères. Cette dernière façon de penser est en harmonie avec les opinions de Ludwig et Duckek. Buisson a donné une autre théorie qui a été défendue par Naumann. Landois, Traube, Holff. etc, etc, s'en occupèrent aussi.

Les circonstances qui favorisent tout particulièrement l'accentuation du dicrotisme normal seraient, d'après Marey, Hoschlakoff, Naumann, une forte action du cœur, une grande élasticité des vaisseaux et une faible tension sanguine. Dans les artères athéromateuses chez les vieillards d'ordinaire, le dicrotisme est très petit et souvent nul.

Wolff, en étudiant les rapports du pouls et de la température a trouvé qu'un dicrotisme incomplet devenait complet lorsque la température s'élevait à 38°,7.

Etudions en quelques mots les causes qui modifient la fréquence du pouls.

Il est incontestable que la température a une action sur la circulation et les expériences de plusieurs auteurs viennent à l'appui de cette assertion ; mais, ce rapport, n'est pas constant. Krishaber a remarqué que, tandis que, la température restait à 2° au dessus de la normale les pulsations revenaient à l'état physiologique.

L'abaissement de la tension artérielle augmente le nombre des pulsations, le cœur battant d'autant plus fréquemment qu'il éprouve moins de peine à se vider. La saignée en fournit la plus simple des preuves.

Le pouls peut être influencé à la fois par le muscle cardiaque lui-même et son appareil nerveux régulateur et par la circulation périphérique.

Les nerfs extrinsèques du cœur par une action réflexe s'exerçant à la suite des impressions périphériques conscientes ou inconscientes peuvent modifier encore le rythme du cœur. Cependant les variations de la tension artérielle pas plus que les autres causes dont nous venons de parler, ne peuvent agir sur le pouls sans l'intervention des centres nerveux intra ou extra cardiaques et surtout du centre modérateur. Comme le dit Marey : « L'intervention du système nerveux est nécessaire pour établir la solidarité que l'on remarque entre l'état de la pression et le rythme du cœur ; lorsque la tension artérielle s'élève, l'augmentation de la pression intra-crânienne ralentit le cœur en excitant le centre modérateur bulbaire ; en même temps l'augmentation de la pression intra-cardiaque produit les mêmes effets en excitant les centres modérateurs intrinsèques du cœur ».

Les expériences faites par Tchiroff et François Frank ont démontré qu'après la section des pneumogastriques le pouls se ralentit si la pression augmente et inversement.

Ajoutons que le nerf de Cyon a une importance capitale dans les battements cardiaques ; c'est lui qui permet au cœur, à l'aide des nerfs de sensibilité dont il est pourvu, de régler en quelque sorte son amplitude suivant ses besoins en agissant par action réflexe sur la circulation générale.

Il est aussi parfaitement établi que le cœur, comme muscle, et abstraction faite de son innervation, doit modifier son travail suivant l'état de la tension artérielle. D'après la loi de Weber, son travail doit atteindre, comme pour les autres muscles, un maximum correspondant à une certaine charge ; il diminue si la charge est trop forte ou trop faible.

Par conséquent, que ce soit la tension artérielle, que ce soit une élévation de température, c'est toujours par l'intermédiaire des nerfs cardiaques que se produisent les modifications du pouls.

Ces données physiologiques s'appliquent à la fièvre typhoïde. La température élevée qu'on rencontre d'ordinaire dans cette pyrexie a pour action d'augmenter les pulsations. Nous observons aussi un abaissement de la tension artérielle dès le début, abaissement dû d'un côté et principalement à la dilatation des vaisseaux périphériques dont les nerfs vaso-moteurs ont été paralysés par le poison typhique, d'un autre côté aux diarrhées abondantes qu'on rencontre généralement dans la fièvre typhoïde.

De cette diminution de la tension sanguine résultent le dicrotisme, l'oligurie, les stases, etc., etc.

De plus, le poison typhique agit directement sur les fibres du myocarde, qu'il affaiblit. et sur les centres nerveux cardiaques dont il trouble l'action.

CHAPITRE III.

Le pouls dans la fièvre typhoïde normale.

––––––

A la première période, il n'est pas toujours facile de détermi-
ner l'état du pouls, surtout lorsque les malades appartiennent
aux hôpitaux, où ils n'entrent que le plus tard possible.

Cependant les auteurs nous donnent quelques renseignements
à ce sujet, et nous pouvons lire dans le premier volume] de clinique médicale du professeur Fuster :

« Le malade présente un pouls peu fréquent, vif, inégal, petit,
embarrassé, enseveli et souvent dicrote, il reste petit, contracté,
serré dans les exacerbations et devient à proportion large, plein,
plus fébrile en quelque sorte pendant les rémissions ».

D'après Guénau de Mussy, la fréquence du pouls au début et
dans les cas normaux oscille en général de 80 et 100 pulsations, plus rarement il dépasse ce chiffre. Les oscillations sont le
plus souvent parallèles à celle de la température.

Parisot donne les moyennes suivantes :

Dans la majorité des cas, chez les hommes atteints de fièvre
typhoïde bénigne, le pouls oscille entre une limite minima de
80.84 et une limite maxima de 96-104.

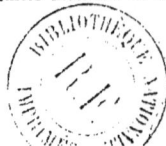

3 *

Chez les femmes, dans les cas analogues, ces deux moyennes extrêmes sont :

Minima........................ 96-104
Maxima........................ 120-124

Il ne faut pas oublier qu'il existe à l'état physiologique des différences de fréquence entre le pouls de l'homme et celui de la femme.

De plus, les personnes à tempérament nerveux ont les battements du cœur exceptionnellement précipités. Il est donc très important de tenir compte de l'impressionnabilité nerveuse du malade. Notons aussi que les différentes positions modifient les qualités du pouls.

Nous ne touchons point aux modifications que peut présenter le pouls pendant les autres périodes et pendant la convalescence de la maladie.

Cette étude nous entraînerait hors des limites de notre travail, et nous ne voulons pas nous égarer inutilement dans une voie déjà largement explorée.

CHAPITRE IV

Valeur pronostique de la fréquence du pouls.

(surtout à la première période).

———

Les anciens, observateurs scrupuleux de la nature, avaient remarqué que l'espoir n'est jamais perdu tant que la circulation est normale, tant que les organes essentiels de la vie s'acquittent de leur tâche ; mais lorsque, dans une maladie, le cœur est obligé de multiplier ses mouvements, lorsque les artères ne réagissent qu'imparfaitement et par la seule élasticité de leurs tuniques, le pronostic s'assombrit.

Griesinger voit, dans la fréquence du pouls s'accompagnant d'une pulsation pleine rapide et d'une grande vacuité des vaisseaux, un fâcheux présage.

Harley considère la fréquence persistante du pouls comme un symptôme d'une extrême gravité.

Liebermeister a particulièrement étudié le pouls dans la fièvre typhoïde « tant que le cœur a conservé sa puissance, nous dit-il, le pouls ne dépasse pas facilement 110 et ordinairement la maladie suit son cours, sans qu'il s'élève au delà de 100.

D'après Chomel, si le pouls se maintient chez l'adulte pendant une semaine au-dessus de 120 pulsations, l'affection est grave, elle est le plus souvent mortelle s'il atteint 140 ; il n'arrive d'ordinaire à 150 ou 160 qu'aux approches de la mort.

L'accélération du pouls est sans contredit l'un des signes qui permettent le mieux d'apprécier la gravité de la fièvre typhoïde, et l'étude de ses variations fournit un élément de pronostic de premier ordre. Murchison donne à ce sujet des indications de grande valeur. Sur une série de 100 malades, 30 n'eurent à aucun moment un chiffre de pulsations supérieur à 110, tous guérirent; parmi les 70 autres qui eurent plus ou moins longtemps le pouls plus accéléré aux différentes périodes, 21 moururent, soit 30 %. L'examen de ces 70 cas peut se résumer ainsi :

Chez 32 malades, 120 pulsations, 15 morts 47 %
» 25 » 130 » 13 » 52 %
» 10 » 140 » 6 » 60 %

Ces données confirment l'opinion de Louis, qui écrivait : « un pouls médiocrement accéléré est favorable au pronostic et doit faire conjecturer que la marche de l'affection sera rapide ».

Lors même que la température se maintient élevée pendant longtemps, il n'y a pas de danger imminent, si l'accélération du pouls est modérée et si en même temps il a gardé sa force.

Le pouls, a dit Liebermeister, est la clef du pronostic, et d'après lui, chez les malades qui atteignent le chiffre de 140 pulsations, il y a 50 % de mort. Chez ceux qui dépassent le chiffre de 140 pulsations, il y en a 80 % qui meurent. Enfin, chez ceux qui dépassent le chiffre de 150, la mortalité s'élève à 90 %.

Parisot, dans sa thèse, fixe pour les cas graves chez les hommes une limite minima de 100-104 et une limite maxima de 116 ; chez les femmes une limite minima de 100-108 et une limite maxima de 140.

D'après ces statistiques qui embrassent toutes les périodes de la dothiénentérie, nous pouvons dire que la situation sera considérée comme grave lorsque l'accélération arrive à 120 ou au-dessus et se maintient pendant plusieurs jours. Il ne faut pas donner une grande signification à une accélération passagère ; nous savons, en effet, qu'une émotion, un mouvement du malade, l'alimentation, sont capables de faire varier subitement la fréquence des battements du cœur.

Lorsque cette fréquence du pouls s'observe au début de la fièvre typhoïde et s'accompagne d'embryocardie, malgré l'absence des signes de myocardite ; lorsque cette accélération se maintient et augmente de jour en jour, et qu'en même temps l'état général n'est pas satisfaisant, le pronostic sera grave sinon fatal.

En effet, dans la plupart des observations que nous avons dépouillées, et où on ne constatait que la fréquence du pouls suivi du rythme fœtal des bruits du cœur, la mort est survenue après peu de temps.

C'est ainsi que, dans l'observation de Huchard, où il s'agit d'un jeune homme de 19 ans, qui entra à l'hôpital Bichat, avec tous les symptômes d'une fièvre typhoïde, il n'y avait pas une température très élevée, et aucune complication ne faisait craindre la fin prochaine du malade. « Mais, dit-il, ce qui m'avait permis de formuler un pronostic très grave et même mortel, c'était l'existence simultanée de deux signes très importants : l'accélération du pouls et la tendance des bruits du cœur à prendre le rythme fœtal », et plus bas. « Quand à l'accélération du pouls se joint le caractère fœtal du bruit du cœur, le pronostic s'assombrit et devient souvent mortel. »

Dans les observations que nous publions, les malades n'ont présenté pendant la durée de la maladie que la fréquence extrême du pouls qui reste régulier, et l'affaiblissement du premier bruit du cœur accompagné de dyspnée qui s'est manifestée quelques heures avant la mort.

Dans trois de ces observations, l'examen microscopique ou macroscopique du cœur n'a donné aucune trace de lésion anatomique.

Tous les malades moururent dans un laps de temps très court. Cependant, il y a des cas de guérison, et Stokes cité par Huchard fait mention de trois typhiques présentant les mêmes symptômes ; deux d'entre eux ont parfaitement guéri. D'autres auteurs relatent des cas semblables avec guérison. Il n'en est pas moins vrai que ces faits constituent l'exception et que le pronostic reste en général très grave.

CHAPITRE V.

Pathogénie.

————

Il est bien entendu que l'exagération des battements du cœur peut être un des signes de myocardite typhique, mais dans presque tous les cas, il est accompagné de l'irrégularité dans les battements de l'organe et surtout de l'intermittence de ces battements, symptômes sur lesquels MM. Hayem, Landouzy et Siredey ont particulièrement insisté. Sans vouloir exclure la lésion du myocarde, nous pouvons dire que ce n'est pas à elle seule qu'on doit rapporter cette exagération dans la fréquence des pulsations. « On a beaucoup abusé, dit M. Huchard, de l'influence de la myocardite dans les fièvres. En tout cas, si celle-ci est fréquente dans la variole, elle me paraît relativement rare dans la fièvre typhoïde. Je suis loin de nier son existence, mais ayant trouvé souvent une intégrité *presque* absolue du cœur chez les typhiques qui avaient présenté pendant la vie de l'arythmie, de l'embryocardie, etc., etc, j'en conclus que ces prétendus signes d'un affaiblissement du muscle cardiaque devaient être mis sur le compte de l'altération des plexus cardiaques. »

La plupart des auteurs ont mis en cause le système nerveux central. « Les phénomènes cardiaques, dit Gaillard, se montrent sous des aspects multiples, parce qu'ils correspondent à des déterminations multiples du poison du bacille pathogène ».

Les toxines sécrétées par le bacille n'attaquent pas seulement le myocarde et les vaisseaux, elles envahissent tout l'organisme, ainsi que le centre de l'innervation cardiaque, le bulbe, origine du pneumo-gastrique, la moëlle d'où naissent les filets accéléra- teurs du grand sympathique. Chaque système, chaque organe est donc plus ou moins affecté suivant la quantité du poison et son degré de virulence, suivant aussi sa plus ou moins grande résistance.

Cette fréquence est-elle due à une paralysie du pneumo-gas- trique, *nerf frénateur du cœur* ou bien à une excitation exagérée du second nerf *accélérateur* ? Nous n'en savons rien, mais l'alté- ration de l'innervation cardiaque est un fait incontestable.

Le poison typhique peut aussi atteindre les ganglions nerveux intra-cardiaques, et enfin « nous devons nous rappeler, dit Gaillard, que le cœur subit l'influence des variations de la ten- sion artérielle (laquelle est abaissée dans la fièvre typhoïde comme l'a démontré Potain) et que par conséquent certains phénomènes cardiaques pourront correspondre à des localisations du poison typhique sur le centre de l'innervation vaso-motrice, c'est-à-dire sur la protubérance, les pédoncules cérébraux, la moelle cervicale ».

L'action du poison sur les centres nerveux a son analogue dans d'autres maladies infectieuses ; ainsi pour la diphtérie les exemples sont très nombreux.

« Il s'agirait, dit Bernheim, d'une accélération primitive résultant de l'action directe du poison typhique sur les centres de l'innervation cardiaque, d'une adynamie nerveuse du cœur, pouvant exister seule ou s'associer à l'adynamie générale ».

Nous croyons aussi que la diminution de la pression intra- vasculaire contribue encore indirectement pour une bonne part à augmenter le nombre des battements cardiaques. Voici le mécanisme de cet abaissement : la contractilité artérielle est diminuée par l'action paralytique du poison typhique sur les vaso-moteurs, la paroi du vaisseau réagit moins sur la masse sanguine pour continuer l'impulsion du cœur ; de là une cause d'exagération du travail et par suite de fatigue pour celui-ci. Le cœur lui-même est soumis à l'influence des toxines; il est affaibli; ce qu'il perd en force, il le gagne en vitesse. L'oudée sanguine est lancée avec moins d'énergie; il en résulte de la stase à la périphérie. La capacité donc du système artériel est plus grande, d'où vacuité relative et abaissement de la tension artérielle. Nous avons dit dans l'article *Physiologie* comment l'abaissement de la pression sanguine détermine une accélération du cœur.

Ainsi donc 1° abaissement de la tension artérielle par action paralytique du poison sur les vaso-moteurs périphériques ; 2° l'action directe du même poison sur les centres nerveux du cœur et sur le muscle cardiaque lui-même. Telles sont les principales conditions qui contribuent à augmenter le nombre des battements du cœur.

La dyspnée peut s'expliquer par défaut d'hématose tenant soit à la difficulté qu'a le sang de se renouveler dans le poumon à cause de la faiblesse du cœur, soit à l'infection du sang dont le pouvoir absorbant pour l'oxygène est considérablement diminué. Ou encore cette dyspnée peut être due à un trouble de l'innervation du pneumogastrique qui, excité par le poison typhique, accélère les mouvements respiratoires.

Il nous reste à dire quelques mots pour expliquer la mort syncopale, subite, survenant dans ces cas, et qui serait très rare ; d'après Libermann 5 à 7 %. Nous ne ferons que citer les diverses théories qui ont été émises à ce sujet par différents auteurs. Disons tout d'abord que Louis (1829), Chomel (1834), Andral, Aran (1853), Zenker (1853), Virchow (1854) et Wunderlich, relatent des observations sans en chercher l'explication.

4 *

C'est Dieulafoy qui attira le premier l'attention sur ce point et donna une explication, s'appuyant sur la physiologie ; il admet l'arrêt du cœur par action réflexe dont le point de départ serait les ulcérations intestinales.

Tambareau plaçait le point de départ du réflexe dans une irritation de l'estomac par les premiers aliments ingérés Hayem admet la dégénérescence cardiaque comme cause de la mort subite ; sa théorie, basée sur l'anatomie pathologique, n'est pas toujours vraie, car il existe des autopsies correspondant à ces cas, dans lesquelles l'examen microscopique du cœur a été négatif. Dans plusieurs observations citées par Leudet, Laveran, Bussard, Pouillot, etc., etc., on ne constate aucune altération du myocarde. Laveran et Bussard ont invoqué l'anémie cérébrale et Marvaud les petites hémorragies cérébrales.

Dewevre, ayant examiné le pneumogastrique gauche et l'ayant trouvé altéré, admet la possibilité de névrites centrales, et enfin Bernheim admet une action directe du poison typhique sur le centre de l'innervation cardiaque.

Il nous semble qu'il faut être éclectique et dire que les troubles du système nerveux, point de départ des autres troubles (anémie ou hémorragie cérébrales, etc., etc) et la lésion primitive du myocarde contribuent, chacun pour leur part, à ce dénouement fatal.

Il y a des cas où la myocardite prédomine sur les autres lésions, et d'autres où elle n'a pas été constatée.

Le dernier mot n'est pas dit sur cette question, jusqu'ici elle a suscité de nombreux travaux, et il en faudra beaucoup encore pour l'élucider.

Nous pouvons maintenant exposer en détail quelques observations qui justifieront les idées théoriques que nous venons d'étudier.

OBSERVATIONS

Première Observation.

(Personnelle).

Marie X..., âgée de 18 ans, (couturiere), sans antécédents héréditaires ni personnels et d'une bonne constitution, est prise, le 14 août 1895, de courbature générale, céphalalgie, diarrhée. Depuis déjà cinq jours elle n'avait pas d'appétit et se sentait faible ; malgré cela elle a continué à faire son travail jusqu'au jour où elle ne pouvait plus se tenir droite.

17. La malade accuse les mêmes symptômes et nous constatons un faciès très abattu, langue sèche et couverte d'un enduit blanchâtre très épais ; le ventre est so upp, non douloureux, on perçoit du gargouillement dans les deux fosses iliaques. Pas de taches rosées. Les selles sont très fétides et abondantes, rien de morbide aux poumons et au cœur.

Le pouls est fréquent, régulier et dicrote, il bat 100 pulsations par minute.

Temp. mat., 38°,5 ; soir, 39°.

18. Mêmes symptômes, la malade prend facilement ce qu'on lui donne, et n'accuse aucune douleur ; pas d'albumine dans les urines.

Temp., mat., 39°,5; soir, 39.

110 pulsations par minute.

20. (6° jour de la maladie), nous constatons une tache rosée sur l'hypocondre droit.

Le pouls fréquent, 115.

Temp., mat. 39°,4 ; soir, 39°,6.

21. Insomnie ; légère agitation ; abattement intense ; pas de délire.

Temp., mat., 39°,4 ; soir, 39°,9

Pouls, à 120.

22. Quelques taches rosées ; l'état général mauvais; tachycardie : rien d'anormal aux poumons et au cœur.

Temp., mat., 38°,9 ; soir, 39°.3.

Pouls, 118.

23. Nuit très agitée ; affaiblissement prononcé; respiration normale mais fréquente ; léger délire ; la face légèrement congestionnée ; ventre ballonné ; selles abondantes.

Temp. mat., 39°,4 ; soir, 39°,5.

Pouls, 130.

24. Nouvelles taches ; gargouillement ; état général plus mauvais ; rien d'anormal à l'auscultation.

Temp., mat., 39°,4 ; soir, 39°,6.

Pouls, 130.

25. Nuit très mauvaise. avec agitation et délire ; les pulsations montent à 140 ; la respiration est fréquente : légère dyspnée.

Temp., mat., 39° ; soir, 39°,5.

26. Faciès très abattu ; délire ; le bruit du cœur est sourd ; tachycardie avec tendance à l'embryocardie, quelques rales aux poumons soubresauts des tendons ; tremblement des lèvres ; carphologie ; la malade ne reconnaît plus personne, la face congestionnée ; les extrémités refroidies.

Pouls extrêmement rapide.

Temp. matin 39°.5.

Morte à 1 heure de l'après-midi sans agonie et subitement.

Dès le premier jour, nous avons employé les bains froids à 24° de 3 à 5 par jour de 10 minutes de durée.

L'antisepsie intestinale a été faite pendant toute la durée de la maladie au moyen du benzonaphtol auquel nous avons associé la quinine comme tonique.

Les injections sous-cutanées de caféine ont été administrées dès que le pouls a atteint le chiffre de 120 pulsations par minute et ont été continuées jusqu'à la fin.

De plus, les deux derniers jours, nous avons pratiqué des injections sous-cutanées d'éther.

Cette observation nous montre tout d'abord une température pas très élevée, irrégulière et d'une marche tout à fait indépendante de celle du pouls. Ceci a son importance, car, si on se bornait seulement aux indications thermométriques sans tâter le pouls, on ferait souvent un mauvais diagnostic, et on porterait un pronostic bénin ; le nombre des pulsations s'est élevé progressivement dès le début, et enfin il se produisit de la dyspnée et de l'embryocardie, ces deux symptômes ne précédant la mort que de quelques heures. On ne constate ni souffle, ni dédoublement, ni intermittence ; à peine un léger affaiblissement du premier bruit du cœur.

Observation II.

Empruntée à la Thèse de Pouillot.

Alphonsine X..., âgée de 14 ans, entrée le 8 mars, au service de M. le Dr Moizard.

Début par céphalalgie, courbature, diarrhée, anorexie.

A l'entrée, la malade est très abattue et répond mal aux questions qu'on lui adresse.

Les selles sont jaunes, ocreuses, fétides, très abondantes, le

ventre est ballonné, douloureux surtout à la fosse iliaque droite
où l'on perçoit du gargouillement, taches rosées lenticulaires.

Le pouls est faible, très fréquent.

Les bruits du cœur sont affaiblis surtout le premier.

Traitement. — Pas de bains, 20 gouttes de teinture de digi-
tale ; 8 centigr. de spartéine en injections sous-cutanées.

Le lendemain, le cœur et le pouls sont meilleurs.

Le 11 mars. Faiblesse extrême du pouls, et fréquence telle
qu'on ne peut compter les pulsations.

Les yeux excavés, cyanose des lèvres et des extrémités qui
sont refroidies ; collapsus.

Injection de caféine : une heure après, le pouls paraît s'être
relevé ; néanmoins la malade succombe dans la soirée.

Autopsie. — Congestion de deux bases pulmonaires. Ulcéra-
tion des plaques de Peyer.

L'examen macroscopique du cœur montre que sa consistance
et sa coloration sont normales. Il n'y a rien des côtés des valvules. On laisse séjourner pendant vingt-quatre heures un
fragment du muscle cardiaque dans une solution d'acide osmique
à 1 %.

Examen microscopique (pratiqué par Fournier, interne du
service).— La coloration des coupes est faite au picrocarmin.
A l'examen de ces coupes, on voit que la striation des fibres cardiaques est normale et très nette. Il n'y a pas d'exagération du
nombre des leucocytes entre les fibres musculaires. Le tissu
conjonctif est normal ; il n'y a pas d'épaississements des parois
vasculaires. Au niveau de ces parois il n'y a pas de diapédèse.

Ici on ne peut invoquer la myocardite comme origine des acci-
dents cardiaques, puisque l'examen microscopique de la fibre
musculaire et des vaisseaux du cœur a été négatif.

Observation III.

Empruntée à la Thèse de Pouillot.

Lucie A..., âgée de 14 ans, entrée le 17 juin 1892 au service de Moizard (hôpital Trousseau).

La malade est atteinte d'une fièvre typhoïde, se manifestant par une diarrhée jaune, fétide, une température élevée, de la douleur et du gargouillement à la pression dans la fosse iliaque droite ; quelques taches rosées et l'albumine dans les urines.

Rien d'anormal au cœur, ni au pouls, qui bat 120 fois par minute.

Le lendemain, on constate du dicrotisme du pouls, mais cet état ne dure que quelques minutes.

Pendant les huit jours qui suivent, la maladie présente un cours régulier ; rien d'anormal au cœur ; le pouls bat 140 fois par minute ; la dyspnée considérable.

Le 28 juin, les battements du cœur, qui jusque-là étaient excellents, deviennent un peu sourds, faibles, tout en restant réguliers. Le pouls est à 150, petit, filiforme. Piqûres d'éther.

Le 2 juillet. La malade est dans le coma ; la température s'est élevée à 41°,8, et enfin le cœur présente le rythme de l'embryocardie.

Mort à deux heures de l'après-midi.

Traitement. — Bains tièdes et lotions.

Autopsie. — Poumons congestionnés aux bases ; à la coupe, le myocarde est normal. Ulcérations des plaques de Peyer, etc.

Ici on a constaté du dicrotisme mais d'une façon passagère. Ce qui nous paraît plus important à noter, c'est, comme dans

l'observation précédente, une rapidité extrème du pouls, la
dyspnée et l'embryocardie se manifestant, comme dans notre
observation, quelques heures avant la mort, sans que rien
d'anormal ait été constaté du côté du cœur.

Observation IV.

Empruntée à la Thèse de Pouillot.

Eugénie X..., âgée de 13 ans, entrée le 23 décembre 1892,
au service de M. Moizard.

La malade a une fièvre typhoïde ayant présenté un début
brusque, vomissements, diarrhée, etc.. etc.

Le 24 décembre. On note seulement la petitesse du pouls et
l'affaiblissement des bruits du cœur.

26. Pouls faible mais régulier, 130 pulsations à la minute.
Pas de dédoublement, ni d'intermittence.

28-29. Pouls 140 à 150, petit, faible, régulier. A l'auscultation du cœur, on constate que les deux silences tendent à
devenir égaux, c'est presque du rythme fœtal.

30. Pouls filiforme, 160 pulsations, embryocardie très nette.
Morte dans la soirée.

Autopsie. — Lésions caractéristiques de la fièvre typhoïde
dans l'intestin; rate hypertrophiée.

Le cœur ne présente pas la teinte feuille-morte.

Rien aux valvules.

Comme dans notre observation, on constate une fréquence
extrème du pouls, et de l'embryocardie la veille de la mort;
notons aussi l'affaiblissement des bruits du cœur.

Observation V.

Empruntée à la Thèse de Malherbe.

L. M..., 29 ans, journalier, entré à l'hôpital de la Charité, service de M. Hardy, le 3 mai 1882, avec céphalalgie intense, vomissements, délire.

Température 40°; pouls 120.

Le ventre est ballonné, non douloureux; gargouillement dans la fosse iliaque droite, diarrhée; la face, couverte de sueur, exprime un abattement profond.

Quelques râles aux poumons; rien d'anormal au cœur; ses battements sont fréquents et réguliers.

Pas d'albumine aux urines.

Le 4 mai. Température 40°,8; pouls 128. Soubresauts des tendons, même état que la veille.

Traitement. Julep avec 8 gram. d'acétate d'ammoniaque.

5. Délire. Abattement plus prononcé que la veille; la figure est couverte de sueur; les lèvres présentent une coloration violacée.

5 (soir). Le malade est dans le coma, trémulation des lèvres, ainsi que des mains et de l'avant-bras. Les extrémités sont froides et les ongles bleus. Le délire persiste très accentué, la diarrhée continue sans hémorrhagie. Pouls 156. Quelques râles à la base des deux poumons. Battements du cœur fréquents et réguliers.

Traitement. — Lotions froides sur le corps.

Décédé le 6 mai, à 1 heure du matin.

Autopsie. — On trouve de nombreuses plaques de Peyer ulcérées sur toute la longueur de l'intestin. Pas de perforation.

5 .

Les autres viscères abdominaux et thoraciques n'ont pas été examinés.

Ce qui domine ici, c'est la fréquence extrême du pouls ; les battements du cœur sont réguliers. Il y a de la cyanose, du refroidissement des extrémités et un état de collapsus très accentué.

Observation VI.

(Empruntée à la Thèse de Malherbe.)

P... Antoine, 20 ans, entre à l'hôpital de l'Hôtel-Dieu, le 26 février 1881, au service de M. Gallard, pour une fièvre typhoïde à son douzième jour. Il se plaint d'un malaise général, de mal de tête, d'anorexie ; pas d'épistaxis.

La langue est sèche, collante, couverte de fuliginosités ainsi que les gencives.

Diarrhée abondante, gargouillement, ventre ballonné ; rien d'anormal aux poumons et au cœur.

27. Temp. matin, 39°,2 ; soir, 39°,6. P. 138

28. Beaucoup de diarrhée et de délire. Pouls petit. Temp. matin, 39°,4 ; soir, 39°,6.

Le 1er mars. Le malade est très abattu ; il répond difficilement aux questions. Moins de diarrhée que précédemment. Pas de toux.

Temp. matin, 39°,8 ; soir, 40°. P. 142.

2. Mort cette nuit à 4 heures.

Pas d'autopsie.

CONCLUSIONS

De l'étude que nous venons de faire, résulte :

1° Que le pouls a une très grande valeur, et doit être interrogé avec soin dans toutes les maladies infectieuses et surtout dans la fièvre typhoïde.

2° Tant que le nombre des pulsations oscille entre 80 et 100, et malgré une élévation de la température quelquefois considérable, le pronostic est généralement favorable.

3° Si le nombre des pulsations atteint ou dépasse 120 et se maintient à ce niveau, la température étant parfois peu élevée, le pronostic est grave, surtout au début.
Cette accélération nous indique un trouble profond de l'organisme sous l'action des toxines Eberthiennes.

4° Si à cette accélération s'ajoute de l'embryocardie avec affaiblissement des bruits du cœur, le pronostic s'assombrit encore.

INDEX BIBLIOGRAPHIQUE.

1840. CHOMEL. — Leçon de clinique médicale. Fièvre typhoïde, par Saint-Genest.

1868. PARISOT. — Thèse de Nancy. Pouls dans la fièvre typhoïde. Recherches, 1884.

1869. DIEULAFOY. — Mort subite dans la fièvre typhoïde. Thèse.

1870. HAYEM. — Archives de physiologie.

1870. LORAIN. — Etudes de médecine clinique du pouls.

1871. CHAUST. — Thèse de Paris.

1871. LAVERAN. — Dégénérescence dans les maladies aiguës.

1872. GALLARD. — Considération sur la fièvre typhoïde. Union médicale, pag. 964.

1873. LONGUET. — De la complication cardiaque de la fièvre typhoïde et la mort subite consécutive. Thèse de Doctorat.

1873. VALLIN. — Archives générales de Médecine.

1874. HAYEM. — Complications cardiaques de la fièvre typhoïde. Gazette hebdomadaire.

1875. HAYEM. — Leçons cliniques sur les manifestations cardiaques de la fièvre typhoïde. Progrès médical.

1877. TAMBAREAU. — Pathogénie de la mort subite dans la fièvre typhoïde. Thèse de Doctorat.

1877. HUCHARD. — Pathologie de la mort subite dans la fièvre typhoïde. Union médicale.

1877. KRISHABER. — Gazette Médicale de Paris, n° 46.

1878. MURCHISON. — La fièvre typhoïde, T. Lutaud. Paris.

1880. MARVAUD. — Mort subite dans la fièvre typhoïde. Archives générales de Médecine.

1882. BROTHIER. — De la forme apyrétique de la fièvre typhoïde. Thèse de Paris.

1882. Bernheim. — Fièvre typhoïde à forme cardiaque. Congrès de la Rochelle pour l'avancement des Sciences.

1883. Madet; — Fréquence du pouls et élévation thermique dans la fièvre typhoïde. Thèse de Paris.

1885. — Demange. — Considérations sur la forme cardiaque de la fièvre typhoïde. Revue de Médecine.

1885 et 1887. — Landouzy. — Revue de Médecine.

1887. Dewevre. — Mort subite dans la fièvre typhoïde. Archives de Médecine.

1887. Willaume, — Forme cardiaque de la fièvre typhoïde. Thèse de Nancy.

1887. Bernheim. — Leçons de clinique médicale, pag. 340.

1887. Bul. — Contribution à l'étude du pouls dans la fièvre typhoïde. Thèse de Montpellier.

1888. Jaccoud. — Clinique Médicale.

1888. Osmundo Machado. — Etudes sur la valeur diagnostique, pronostique et thérapeutique du pouls dans la fièvre typhoïde. Thèse de Montpellier.

1891. Peters. — Myocardites. Semaine Médicale (14 mars).

1891. Galliard. — Etude clinique sur les déterminations cardiaques de la fièvre typhoïde. Archives de Médecine.

1892. Huchard. — Traité clinique des maladies du cœur.

1893. Pouillot. — Des complications cardiaques de la fièvre typhoïde chez l'enfant. Thèse de Doctorat, Paris.

1894. Huchard. — Semaine Médicale, pag. 322.

W. Eward. — The Pulse sensations.

Fuster. — Clinique Médicale.

Trousseau. — Cliniques.

Chantemesse. — In Traité de Médecine.

E. Wertheimer. — In Dictionnaire encyclopédique des Sciences Médicales.

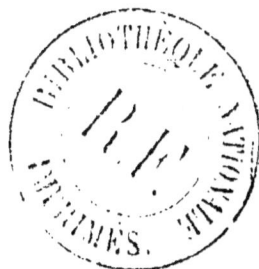